AF495292

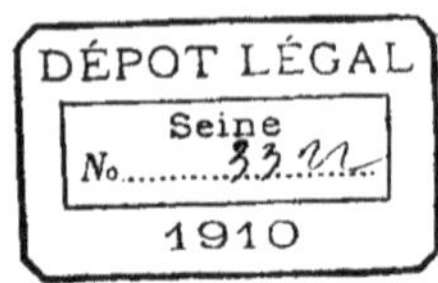

LA RADIOTHÉRAPIE, SES BASES SCIENTIFIQUES, SON DOMAINE

Par le docteur BÉCLÈRE,
de l'Académie de médecine, médecin de l'hôpital Saint-Antoine.

Les radiations invisibles, découvertes par Rœntgen en décembre 1895, sont à la fois un merveilleux instrument de diagnostic et un merveilleux agent thérapeutique.

Le rayonnement de Rœntgen prend naissance dans une ampoule à air raréfié, traversée par un courant électrique. Il est capable, en partie, de traverser tous les corps, aussi bien les corps opaques que les corps transparents à la lumière. Son existence est décelée par l'illumination de certaines substances et par l'impression des plaques photographiques.

Le rayonnement de Rœntgen qui rencontre un corps vivant se divise en deux fractions inégales, l'une qui traverse ce corps et l'autre qui est arrêtée au passage.

La première, partiellement recueillie sur une couche sensible, écran fluorescent ou plaque photographique, y fait apparaître aux yeux de l'observateur l'image fugitive ou durable des organes qu'elle vient de traverser.

La seconde, la seule qui importe en radiothérapie, agit à certaines doses sur les cellules vivantes qui l'absorbent pour en modifier la composition chimique, en troubler la nutrition, en entraver la multiplication, en provoquer la dégénérescence et la mort.

Tout d'abord, au lendemain de la découverte de Rœntgen, on ne soupçonne pas que cette fraction du rayonnement, absorbée par les tissus vivants, est capable de les modifier et c'est avec étonnement que chez divers malades, trop longtemps exposés à l'action de l'ampoule de Rœntgen, dans un but d'exploration en vue du diagnostic, on voit, après une période latente de plusieurs jours, la peau devenir le siège de phénomènes réactionnels.

Cette réaction cutanée présente divers degrés, depuis la chute des cheveux sans aucun signe d'inflammation, jusqu'à la mortification en masse de la peau et des tissus sous-cutanés, en passant par la simple rubéfaction, la vésication avec érosion superficielle et l'ulcération plus ou moins profonde du derme. Toutes ces lésions, à part la dépilation simple, rappellent d'assez près les divers degrés de la brûlure pour qu'en Allemagne on leur donne le nom de *brûlures de Rœntgen*.

C'est l'observation de ces accidents qui, dès l'année 1896, suggère à deux médecins de Vienne, le professeur Schiff et le docteur Freund, l'idée de traiter un cas d'hypertrichose en utilisant l'action dépilante des ampoules de Rœntgen. Ainsi, très modestement, naît la nouvelle méthode thérapeutique, la *radiothérapie* ou, comme on dit en Allemagne, la *rœntgénothérapie*. Tel est aussi le point de départ de toute une série de recherches expérimentales pour étudier sur les animaux, sur les plantes et sur les microbes l'action biologique des rayons de Rœntgen.

Aujourd'hui le domaine de la radiothérapie n'est plus borné au tégument, il s'étend aux organes hématopoïétiques, à l'appareil génito-urinaire, aux glandes vasculaires sanguines, au système nerveux central. Il embrasse les affections morbides les plus diverses au point de de leur siège, de leur nature et de leur origine.

La plupart des dermatoses, les tuberculoses cutanée, ganglionnaire et ostéo-articulaire, les leucémies myéloïde et lymphatique, les néoplasmes, les métrorrhagies de la ménopause, les fibromes utérins, l'hypertrophie de la prostate, la maladie de Basedow, la syringomyélie, les tumeurs de l'hypophyse, le gigantisme et l'acromégalie, tels sont actuellement les principaux états morbides justiciables de la radiothérapie.

L'étendue extraordinaire du domaine de la nouvelle médication, la multiplicité et plus encore la diversité des maladies qu'elle combat sont bien faites, il faut l'avouer, pour mettre en défiance le médecin qui n'a pas eu occasion de constater lui-même son efficacité et qui ne sait pas sur quelles bases scientifiques elle repose.

Mais avant d'étudier l'action biologique des rayons de Rœntgen sur l'organisme humain à l'état de santé ou de maladie, il faut dire quelques mots de leur absorption par les tissus qu'ils traversent.

Absorption du rayonnement de Rœnt-

gen par les tissus vivants. — Le rayonnement émis par les ampoules de Rœntgen part d'une surface si étroite qu'on peut pratiquement la considérer comme réduite à un point.

Il obéit donc à la même loi que tous les rayonnements partis d'un point, à la loi de l'action inverse du carré de la distance. La surface qui, à une distance déterminée du foyer d'émission, reçoit une certaine fraction du rayonnement, n'en recevra plus, à une distance double, qu'une fraction quatre fois moindre.

De par cette loi, l'unité de surface reçoit, de la superficie vers la profondeur, dans les couches successives d'une même région irradiée, une fraction du rayonnement toujours décroissante, d'autant plus rapidement décroissante que le foyer d'émission des rayons de Rœntgen est plus rapproché de la surface tégumentaire.

Mais il faut compter de plus avec l'absorption au passage par les tissus irradiés.

Cette absorption, notablement plus forte pour le squelette que pour les parties molles, est à peu de chose près la même pour les divers tissus, cutané, adipeux et musculaire, qui entrent dans la composition de ces dernières. Une région exclusivement composée de parties molles, qu'il s'agisse de tissus sains ou pathologiques, peut donc être pratiquement considérée au point de vue de l'absorption des rayons de Rœntgen, comme un milieu homogène.

Dans un milieu homogène, les quantités absorbées par des couches successives de même épaisseur décroissent régulièrement et rapidement de la superficie vers la profondeur, sans que la loi de cette décroissance progressive puisse être encore rigoureusement formulée.

On sait seulement que la rapidité de la décroissance varie très notablement avec le degré de raréfaction intérieure de l'ampoule de Rœntgen et la qualité du mélange de rayons inégalement pénétrants qu'elle émet.

Pour en citer un exemple, à la distance de 20 centimètres entre le foyer d'émission et la peau, avec une ampoule dite *molle* dont les rayons peu pénétrants correspondent au degré n° 3 de l'échelle de Benoist, la dose absorbée à un centimètre de profondeur ne dépasse pas le quart de la dose absorbée par la couche la plus superficielle de l'épiderme. A la même distance, avec une ampoule dite *dure* qui émet des rayons plus pénétrants, du degré n° 8, la dose absorbée à un centimètre de profondeur atteint les 5/8 de la dose superficielle.

Pour diminuer, autant que faire se peut, l'écart inévitable entre les doses superficielle et profonde, il est donc nécessaire de choisir une ampoule qui émette des rayons très pénétrants et de la placer à grande distance de la peau.

Dans le même but, deux autres procédés sont encore employés. L'un est la filtration du rayonnement complexe de Rœntgen à l'aide d'une substance telle que l'aluminium, capable d'absorber principalement les radiations les moins pénétrantes, l'autre est la multiplicité des portes d'entrée du rayonnement au travers du tégument. Sans dépasser la dose superficielle maxima compatible avec l'intégrité de la peau, on peut ainsi doubler, tripler, quadrupler la dose absorbée dans la profondeur par la lésion à traiter.

L'emploi simultané de ces quatre procédés, ampoule dure, à grande distance, filtration des rayons, multiplicité des portes d'entrée du rayonnement, permet de réduire au minimum l'écart inévitable entre les doses superficielle et profonde.

La rapidité de la décroissance des quantités absorbées est ainsi atténuée, autant que possible, mais non supprimée et, en dépit de toutes les précautions, un fait immuable demeure.

Les fractions du rayonnement de Rœntgen, absorbées par les couches successives d'une même région décroissent de la superficie vers la profondeur.

Telle est l'inexorable loi physique qui limite invinciblement en profondeur le champ de l'action biologique des rayons de Rœntgen et à laquelle viennent trop souvent se heurter, comme à un mur d'airain, les efforts du médecin radiothérapeute.

Action biologique du rayonnement de Rœntgen. — C'est l'observation des accidents cutanés observés chez quelques malades qui suggère, dès l'année 1896, à MM. Schiff et Freund, l'idée d'utiliser, dans un but thérapeutique, l'action dépilante des ampoules de Rœntgen.

Toutefois, en 1900, on discute encore sur la question de savoir quel est l'agent véritable des lésions provoquées par les ampoules, s'il faut incriminer les décharges électriques qui accompagnent nécessairement la production des rayons de Rœntgen ou ces rayons eux mêmes sans parler d'autres hypothèses.

Les recherches expérimentales entreprises sur les animaux par des médecins de divers pays, en Allemagne par le docteur Sträter, en Autriche par le docteur Kienböck, en France par le docteur Oudin, tranchent définitivement cette question et mettent hors de doute l'action exclusive des rayons de Rœntgen.

Il est définitivement démontré, cinq ans après la découverte des rayons de Rœntgen, qu'ils agissent sur les tissus vivants et que sur ces tissus, comme sur l'écran fluorescent ou sur la plaque photographique, ils agissent là où ils sont absorbés et dans la mesure de leur absorption. Les accidents cutanés méritent bien le nom de *radiodermites* qui leur est donné.

Quand la radiodermite, à son plus haut degré aboutit à l'escharification en masse de la peau et des tissus sous-cutanés le microscope ne peut pas faire la part des lésions primitives et des lésions secondaires, il ne peut pas dire si la mortification est directement produite par les rayons de Rœntgen ou consécutive soit à des lésions vasculaires soit à des lésions nerveuses.

Pour résoudre la question, pour observer les lésions à leur stade initial et en suivre pas à pas les progrès, il est nécessaire d'expérimenter sur les animaux, de préférence sur un animal dont la peau ne diffère pas extrêmement de la peau humaine, sur le jeune porc, comme le fait en 1902 le docteur Scholtz (de Kœnigsberg), en prélevant, à des intervalles réguliers après l'irradiation, des fragments de la surface traitée.

Ces expériences méthodiques, dans le détail desquelles il n'est pas possible d'entrer ici, mettent abolument hors de doute ce fait capital que les lésions produites par les rayons de Roentgen sont des lésions primitivement cellulaires qui atteignent le noyau et le protoplasma des éléments cellulaires irradiés et qui aboutissent, avant tout phénomène de réaction inflammatoire, à la dégénérescence et à la mort de ces éléments.

Ces recherches peuvent être résumées brièvement comme il suit :

Les rayons de Rœntgen sont un agent de destruction cellulaire.

Cette proposition fondamentale doit d'ailleurs être complétée. Les diverses espèces d'éléments cellulaires ne sont pas également sensibles à l'action des rayons de Rœntgen. Pour une même quantité absorbée, certains éléments cellulaires sont détruits, tandis que d'autres, d'espèce différente, ne le sont pas. Bien plus, pour détruire certaines cellules, il suffit d'une dose notablement inférieure à celle que supportent, sans lésion apparente, des cellules d'une autre espèce.

Rien ne le montre mieux que cette expérience de Scholtz : l'oreille d'un jeune porc, rabattue et fixée sur le cou de l'animal, reçoit par sa face externe des rayons en suffisante quantité pour qu'à la suite de cette irradiation survienne une vive inflammation de la peau des deux faces de l'oreille et même de la peau du cou sous-jacente; les lésions inflammatoires vont d'ailleurs en décroissant de la superficie vers la profondeur, comme les quantités de rayons absorbées par les trois couches cutanées superposées. Cependant les cellules des tissus musculaire, cartilagineux et conjonctif compris entre les deux faces cutanées de l'oreille, demeurent microscopiquement presque indemnes. Voici comment il faut compléter la proposition précédente :

Les rayons de Rœntgen sont un agent de destruction élective des divers éléments cellulaires.

Mais quand on parle de l'action élective des rayons de Rœntgen, il importe de bien s'entendre. Ces rayons ne font aucun choix entre les divers éléments cellulaires et sont absorbés par les uns aussi bien que par les autres. Certaines cellules sont seulement beaucoup plus sensibles que d'autres à leur action. Bien que nous ignorions encore les raisons de cette différence de sensibilité, il est vraisemblable qu'elle est liée à une différence de composition chimique.

A la suite des recherches de Scholtz, il paraît légitime de considérer les éléments cellulaires de l'épiderme comme les plus sensibles de tous vis-à-vis des rayons de Rœntgen.

C'est généraliser trop vite, comme ne tardent pas à le révéler d'autres recherches expérimentales.

En 1903, le docteur Albers-Schœnberg, de Hambourg, montre que les lapins et les cobayes, à la suite d'une série d'irradiations de durée et d'intensité convenables, perdent la faculté de se reproduire. Cette perte survient sans la moindre altération de l'état général, qui demeure excellent, sans la moindre réaction inflammatoire de la peau qui conserve tous ses poils ; elle survient même sans aucune diminution de l'appétit génital ou de l'exercice de cet appétit. Elle est due uniquement à la lésion des spermatozoïdes ; ces éléments cellulaires sont tout d'abord tués et on les retrouve privés de mouvement, ne donnant plus signe de vie dans le liquide spermatique, puis ils disparaissent complètement ; la paroi des canaux séminifères a cessé de les produire parce qu'elle a perdu son revêtement de cellules épithéliales.

Peu de temps après, le docteur Halbestaedter, de Breslau, répète sur des cobayes femelles les expériences d'Albers-Schönberg et produit, sans altération du tégument cutané, la destruction cellulaire des vésicules ovariennes, comme son prédécesseur a produit, chez les mâles, celle des canaux séminifères.

En 1904, les recherches du docteur Heineke (de Leipsig) révèlent des faits encore plus imprévus et d'un plus haut intérêt. Cet expérimentateur met d'abord hors de doute l'action profonde et délétère des rayons de Rœntgen sur les organes internes des petits animaux. Il montre que des souris blanches et de jeunes cobayes, après avoir subi pendant une série d'heures des irradiations suffisamment intenses, meurent dans un délai de sept à quatorze jours.

Quand la mort survient avant le dixième jour, elle ne peut s'expliquer par une septicémie consécutive à l'inflammation de tout le revêtement cutané, puisque c'est seulement à ce moment qu'apparaissent, sous la forme d'une plus grande fragilité des poils, les premiers signes de la radiodermite. Elle ne peut s'expliquer non plus par une action directe des rayons sur le système nerveux central, puisqu'elle survient de même chez les animaux dont la tête est protégée par une épaisseur de plomb de 4 millimètres.

Dans ces cas, on trouve, à l'autopsie des animaux, une rate extraordinairement petite et d'une coloration sombre qui va jusqu'au brun noir. L'examen microscopique fait constater, d'une part une augmentation excessive du pigment de la rate, d'autre part la disparition des follicules de Malpighi et une raréfaction très étendue des éléments cellulaires de la pulpe splénique.

Ces diverses lésions ne sont d'ailleurs pas contemporaines : la première en date est la destruction des follicules. En irradiant simultanément un grand nombre d'animaux de même volume, qu'il sacrifie ensuite, par séries, à des intervalles réglés, Heineke découvre un fait très important : c'est que les modifications cellulaires qui conduisent à la disparition des follicules de la rate commencent quelques heures seulement après le début de l'irradiation, atteignent leur maximum entre la huitième et la douzième heure et sont, après vingt-quatre heures, essentiellement achevées ; elles consistent dans la mort des lymphocytes des follicules et dans la division de leurs noyaux, dont les débris deviennent la proie des phagocytes et disparaissent rapidement.

Des processus de destruction tout à fait analogues sont simultanément observés dans tous les groupes de ganglions lymphatiques du corps, dans les follicules du canal intestinal et, chez les jeunes animaux, dans le thymus. Ils n'apparaissent dans la moelle osseuse qu'un peu plus tardivement.

Ce n'est pas seulement chez les petits animaux que les rayons de Rœntgen manifestent, vis-à-vis des lymphocytes, cette action élective qui aboutit à une si rapide disparition des éléments cellulaires. Ils provoquent chez le chien exactement le même processus de destruction des follicules lymphatiques et, fait capital sur lequel il importe d'insister, la durée minima de l'irradiation nécessaire pour amener ce résultat est étonnamment faible.

En effet, un quart d'heure d'irradiation de l'abdomen avec une ampoule dure placée à faible distance suffit, d'après les recherches en question, pour provoquer, chez un chien de taille moyenne, après un délai de quelques heures seulement, la destruction complète d'un certain nombre de lymphocytes dans les follicules de la rate, des ganglions mésentériques et du canal intestinal. Une irradiation d'une aussi courte durée est d'ailleurs incapable d'altérer d'une manière appréciable l'état général de l'animal, non plus que de provoquer une réaction notable de la peau.

On voit, d'après ces recherches expérimentales, que les lymphocytes, profondément cachés dans l'intimité des viscères, se montrent, vis-à-vis des rayons de Rœntgen, des réactifs plus sensibles que les éléments cellulaires de l'épiderme et surtout des réactifs dont la réponse est beaucoup plus rapide, puisque la période de latence, si caractéristique en cas de radiodermite, est ici supprimée. L'extraordinaire sensibilité des lymphocytes à l'action des rayons de Rœntgen ressort surtout du fait qu'en raison de leur siège profond, ils absorbent une quantité de ces rayons très notablement inférieure à celle qu'absorbent les cellules épidermiques. La dose qui les tue n'est qu'une faible fraction de la dose supportée sans dommage par l'épiderme.

On peut résumer, comme il suit, les notions capitales qui se dégagent de l'expérimentation sur les animaux :

Les divers éléments cellulaires de l'organisme normal sont très inégalement sensibles à l'action des rayons de Rœntgen.

La dose mortelle pour certains d'entre eux n'est qu'une minime fraction de la dose tolérable pour d'autres.

Les cellules épithéliales du tégument sont très sensibles à l'action destructive des rayons de Rœntgen. Mais il en est de beaucoup plus sensibles, ce sont les cellules des glandes génitales, testicules ou ovaires, et les cellules blanches des organes hématopoiétiques. Malgré leur siège relativement profond, le rayonnement de Rœntgen peut les détruire, au travers du tégument cutané et sans lésion appréciable de ce tégument.

Très manifeste chez l'animal adulte, l'action biologique des rayons de Rœntgen est encore plus remarquable chez l'animal nouveau-né et chez l'embryon. Après avoir fortement irradié des lapines en état de gestation, Fellner ne trouve plus dans leur utérus que des restes de tissus nécrosés. Perthes et Fœrsterling, en irradiant de jeunes mammifères, entravent leur développement ; l'arrêt est d'autant plus marqué que l'animal est irradié plus tôt après la naissance. L'irradiation d'un seul membre, tandis que les autres sont protégés par une lame de plomb, produit un arrêt de développement limité à ce membre. C'est ainsi que chez le poulet l'irradiation isolée d'une des ailes, met un terme simultanément à l'accroissement du squelette et des plumes de cette aile tandis que l'autre continue à se développer normalement. C'est ainsi que, chez le jeune lapin, l'irradiation limitée aux membres antérieurs arrête leur croissance sans troubler celles des membres postérieurs, si bien qu'à l'âge adulte, l'animal ressemble à un kangourou. Ces arrêts de développement s'expliquent surtout par l'action destructive des rayons de Rœntgen sur les éléments cellulaires du squelette quand il est encore à l'état cartilagineux et, jusqu'à l'achèvement de l'ossification, sur les cellules des cartilages épiphysaires.

Chez les petits mammifères, l'irradiation pratiquée aussitôt après la naissance entrave aussi l'accroissement des organes internes, spécialement de la rate, des glandes génitales et des reins. L'irradiation limitée à la tête produit un arrêt de développement général. Tous ces troubles sont d'ailleurs produits par de petites doses incapables d'agir sur la peau.

Les rayons de Rœntgen retardent l'évolution des œufs et des cellules primordiales en général. De tous ces faits une conclusion se dégage, c'est que leur action nocive sur les cellules vivantes des animaux est d'autant plus manifeste qu'il s'agit de cellules plus jeunes, en voie de prolifération plus active, et dont l'avenir karyocinétique est plus étendu.

Les rayons de Rœntgen ne détruisent pas seulement les cellules vivantes des animaux. Leur action nocive s'exerce aussi sur les cellules végétales ; elle se manifeste soit sur les cellules en état de vie latente qui forment la graine, soit à la période de germination et de croissance sur les cellules en voie de karyocinèse.

Enfin les microorganismes et en particulier les cultures de bactéries pathogènes n'échappent pas plus que les autres cellules vivantes, à l'action destructive des rayons de Rœntgen.

Cette action bactéricide n'entre d'ailleurs pas en jeu dans la radiothérapie des affections microbiennes, parce que la dose nécessaire pour tuer les micro-organismes, est de beaucoup supérieure à celle qui détruirait en masse la peau et les tissus sous-cutanés.

Ainsi les rayons de Rœntgen sont capables de détruire tous les éléments cellulaires des êtres vivants, animaux, plantes et micro-organismes. Cette action nocive ne leur appartient pas en propre, mais elle leur est commune avec toute une série d'autres radiations invisibles : avec les radiations lumineuses ultra-violettes, avec les rayons de Goldstein et les rayons cathodiques qui prennent naissance à l'intérieur de l'ampoule de Cookes, enfin avec les rayons α, β et γ du radium et des autres substances radio-actives. Ces diverses radiations caractérisées au point de vue physique par des propriétés très différentes, n'en ont pas moins des propriétés biologiques très analogues, sinon tout à fait identiques.

Mais suivant que leur pouvoir physique de pénétration est plus ou moins prononcé, elles sont capables comme le rayonnement de Rœntgen ou le rayonnement du radium, de porter à une plus ou moins grande profondeur leur action biologique ou bien elles ne peuvent l'exercer, comme les rayons ultra-violets, que sur les cellules les plus superficiellement situées.

Il n'existe pas d'ailleurs de commune mesure pour comparer entre elles les quantités d'énergie fournies par les rayons ultra-violets d'une part et par les rayons de Rœntgen d'autre part, quand ces deux sortes de radiations, physiquement si différentes, exercent, par exemple, sur une culture microbienne la même action biologique.

Par contre, il est possible de comparer entre elles, comme l'a fait le docteur Guilleminot, les quantités d'énergie fournies par le rayonnement de Rœntgen et par le rayonnement du radium, quand ces deux rayonnements exercent sur des cellules végétales la même action biologique. C'est toutefois à la condition essentielle de comparer non pas les quantités des deux rayonnements qui viennent frapper les cellules végétales en expérience mais les quantités des deux rayonnements que ces cellules absorbent, puisque seules ces quantités absorbées entrent en jeu. A cette condition, on constate qu'à une même quantité de radiations absorbées correspond un même effet biologique, qu'il s'agisse du rayonnement de Rœntgen ou du rayonnement du radium.

Ces deux rayonnements ont essentiellement la même action biologique et par suite la même puissance thérapeutique.

Action thérapeutique des rayons de Rœntgen. — L'action biologique des rayons de Rœntgen, expérimentalement étudiée, éclaire singulièrement leur action thérapeutique et aide à en comprendre le mécanisme, c'est pourquoi il importait de l'exposer tout d'abord. Mais en réalité, la connaissance de la première n'a pas précédé ni guidé la pratique de la seconde, excepté toutefois en ce qui concerne l'action dépilatoire de ces rayons.

Les essais thérapeutiques ont au contraire devancé les recherches expérimentales. Celles-ci ne pouvaient d'ailleurs faire prévoir la puissance des rayons de Rœntgen contre les néoplasmes en général et contre certaines lésions tuberculeuses pas plus que l'étude de l'action physiologique du mercure n'était capable de faire deviner l'action spécifique de ce métal contre la syphilis.

C'est seulement l'observation des malades traités qui révèle cette loi très générale que les éléments cellulaires des néoplasmes, épithéliomes, sarcomes, lymphomes et gliomes, sont, sauf exceptions assez rares, notablement plus sensibles à l'action destructive des rayons de Rœntgen que les cellules des tissus sains avoisinants, la sensibilité des cellules néoplasiques variant d'ailleurs dans des limites très étendues.

Au point de vue thérapeutique, on peut dresser, comme il suit, la liste des éléments cellulaires, sur lesquels s'exerce plus spécialement l'action destructive des rayons de Rœntgen. Ce sont :

a) Les cellules épithéliales du tégument;
b) Les cellules endothéliales des vaisseaux sanguins superficiels;
c) Les cellules blanches du sang et des organes hématopoiétiques (rate, ganglions lymphatiques, moelle osseuse, etc.)
d) Les cellules secrétantes des glandes sébacées,
— — sudoripares,

Les cellules secrétantes des glandes génitales,
— — mammaires,
— — prostatique,
— — thyroïdienne,
— — hypophysaire, etc.
e) Les cellules néoplasiques des épithéliomes,
— — sarcomes,
— — gliomes,
— — lymphomes, etc.

Ces divers éléments cellulaires sont d'ailleurs très inégalement sensibles à l'action des rayons de Rœntgen, et, au point de vue radiothérapique, il convient de reproduire ici le tableau un peu schématique, tracé par le docteur Kienböck, des divers degrés de sensibilité des tissus normaux et pathologiques, en prenant pour unité la sensibilité de la peau normale, c'est-à-dire la dose maxima compatible avec son intégrité.

Sensibilité extrême mesurée par 100	*a*) Tissus normaux : *Testicules, ovaires, rate, ganglions lymphatiques, moelle osseuse, cartilages à la période d'ossification.* *b*) Tissus pathologiques : *Tumeurs de la leucémie et de la pseudo-leucémie, mycosis fongoïde, certaines espèces de sarcomes, placards de psoriasis récent*
Hypersensibilité mesurée par 2	*Lymphomes tuberculeux simples, lymphomes, lupus hypertrophique, foyers de favus et de sycosis, peau en état d'inflammation.*
Sensibilité normale mesurée par 1	*Peau normale et surtout follicules pileux.*
Hyposensibilité mesurée de 1/2 à 1/10	*a*) Tissus normaux : *Muscles, cartilages définitifs et os.* *b*) Tissus pathologiques : *Myomes, fibromes, lipomes, peau atrophiée, pelade.*

Les données qui viennent d'être exposées dans les deux tableaux précédents donnent la clef de la multiplicité et de la diversité des affections morbides aujourd'hui justiciables de la radiothérapie. Le troisième et dernier tableau suivant énumère la plupart de ces affections si disparates, sans en donner toutefois la liste complète :

a) *Affections de la peau* : Teignes, sycosis, hypertrichose;
Acné;
Eczéma chronique, lichen;
Psoriasis;
Chéloïde;
Prurit, hyperhydrose;
Lupus;
Epithelioma.

b) *Lésions tuberculeuses* : Tuberculose cutanée, ganglionnaire, ostéo-articulaire.

c) *Lésions néoplasiques* : Epithéliomes, sarcomes, lymphomes, gliomes, mycosis fongoïde, etc.

d) *Affections des organes hématopoiétiques* : Leucémies, splénomégalies, adénopathies.

e) *Affections de l'appareil génito-urinaire* : Métrorrhagies de la ménopause, fibromes utérins ; hypertrophie de la prostate.

f) *Affections des glandes vasculaires sanguines* : Maladie de Basedow.

g) *Affections du système nerveux central* : Syringomyélie; tumeurs de l'hypophyse, gigantisme, acromégalie.

Après ce coup d'œil d'ensemble sur le domaine actuel de la radiothérapie, il importe d'en passer en revue les divers départements avec un bref commentaire pour chacun d'eux.

A) Affections de la peau. — Ce sont les premières affections auxquelles s'attaque la radiothérapie naissante. Puisque les cheveux tombent sous l'influence des ampoules de Rœntgen, il est tout indiqué d'utiliser cette propriété en thérapeutique contre l'hypertrichose et contre les affections parasitaires des poils, contre les teignes, spécialement contre la teigne tondante où la fragilité anormale du cheveu qui casse à la moindre traction ne permet pas d'obtenir de l'épilation à la pince les excellents résultats observés dans le traitement de la teigne faveuse.

A MM. Schiff et Freund revient, comme il a été dit plus haut, le mérite d'avoir mis les premiers cette idée à exécution. Mais les résultats obtenus par les médecins qui s'efforcent de suivre leur exemple sont d'abord extrêmement différents. Tandis que les uns, malgré des séances répétées d'irradiation, ne parviennent pas à faire tomber les poils malades, il suffit aux autres d'une séance unique pour provoquer des lésions cutanées qui vont jusqu'à la mortification du derme.

C'est que la radiothérapie, à ses débuts, ne possède pas de moyen sûr pour évaluer le facteur auquel appartient, en pareil cas, le rôle essentiel, à savoir la quantité de rayons absorbée par la peau.

Les indications fournies sur la durée de la pose, la distance de l'ampoule, l'ampérage et le voltage du courant électrique employé, si elles suffisent à l'observateur qui les donne, ne peuvent servir aux médecins qui se trouvent, au point de vue de l'outillage, dans des conditions différentes.

La radiothérapie grandit donc un peu à l'aventure, sans règles ni méthodes précises, jusqu'au jour où un autre médecin de Vienne, le docteur Guido Holzknecht, aujourd'hui privatdocent de radiologie médicale à l'Université de cette ville, poursuivant les recherches du physicien Goldstein (de Berlin), démontre que les sels colorables par les rayons cathodiques sont également colorables par les rayons de Rœntgen. De cette découverte, il fait le principe d'un instrument de mesure, formé d'une série de godets colorables destinés à être placés sur les régions traitées et d'une échelle graduée de coloration, qui sert d'étalon pour évaluer, d'après l'intensité de la teinte acquise par le réactif, la quantité de rayons absorbée par la peau.

De l'invention de cet instrument de mesure, en 1902, datent véritablement l'avènement de la radiothérapie scientifique, la vulgarisation parmi les médecins, spécialement parmi les dermatologistes, du nouveau mode de traitement, et la grande extension du domaine de ses applications.

Rien ne démontre d'une manière plus éclatante les avantages d'un dosage exact en radiothérapie que le mémoire sur le traitement des teignes cryptogamiques, publiée en 1904, dans les *Annales de l'Institut Pasteur*, par le docteur Sabouraud.

Par son application méthodique des rayons de Rœntgen au traitement de la teigne tondante ce médecin opère, à l'hôpital Saint-Louis, une véritable révolution, comparable à celle qui suivit l'emploi de la *frotte*, dans le traitement de la gale, et qui ferma les salles où les galeux attendaient pendant des mois une guérison incertaine pour les guérir sûrement dans le court espace d'une demi-heure.

De même, aujourd'hui, sont fermées les salles où les petits teigneux rebelles à tous les traitements, attendaient de l'éclosion de la puberté la terminaison naturelle de leur maladie. Une seule irradiation, convenablement dosée suffit sur chaque plaque, pour faire tomber tous les cheveux malades, bientôt remplacés par des cheveux sains, exempts de parasites.

Cependant, la radiothérapie n'agit nullement en détruisant les spores qui sont la cause de la maladie, puisque les cheveux, détachés avec leur racine sous l'influence des rayons de Rœntgen, donnent, après ensemencement sur les milieux appropriés, des cultures cryptogamique tout à fait semblables à celles qui proviennent des cheveux non traités.

La radiothérapie agit en détruisant les cellules du revêtement épithélial de la papille pilaire, en supprimant sa continuité avec le cheveu malade et en faisant de ce dernier un véritable corps étranger, éliminé avec les parasites vivants qu'il contient, sans que le cheveu nouveau poussant ensuite au-dessous du cheveu mort soit contaminé.

La supériorité des rayons de Rœntgen dans le traitement des teignes provient de ce qu'ils atteignent la racine du cheveu, et même la papille pilaire, inaccessibles à tous les antiseptiques externes.

On peut en dire autant des cellules les plus profondes de la couche épidermique et surtout des cellules du revêtement épithélial de toutes les glandes de la peau, sudoripares et sébacées. Elles échappent à peu près complètement aux agents des médications externes et sont à peine modifiées par ceux des médications internes, tandis que les rayons de Rœntgen les atteignent, les pénètrent et les détruisent très facilement.

Ainsi s'expliquent les succès de la radiothérapie dans toutes les affections de la peau où l'indication capitale du traitement est de *décaper* le tégument, de faire desquamer et de renouveler son revêtement épidermique jusque dans l'intimité des dépressions glandulaires et de leurs ramifications profondes. Contre les acnés rebelles, les eczémas chroniques, les psoriasis tenaces, les prurits localisés féroces, les rayons de Rœntgen demeurent souvent le meilleur agent thérapeutique, après que tous les autres ont échoué, et il n'est pas exagéré de dire que leur utilité apparaît tous les jours plus grande aux yeux des dermatologistes.

Sans parler des lésions tuberculeuses et des lésions néoplasiques de la peau dont il sera question plus loin, l'emploi des rayons de Rœntgen comme agent de dépilation et de desquamation, appliqué au traitement de toute une série de dermatoses très diverses, constitue, en radiothérapie, un département d'une importance pratique incontestable, dont l'existence est pour ainsi dire, le corollaire de l'action physiologique de ces rayons.

B) Lésions tuberculeuses. — Ce sont les lésions tuberculeuses de la peau qui ont tout d'abord été soumises à la radiothérapie. Les premières tentatives de traitement du lupus datent en effet, de 1896 et sont dues au professeur Schiff, de Vienne.

Contre les diverses formes de la tuberculose cutanée, la radiothérapie rend de grands services ; elle n'a cependant pas répondu à toutes les espérances qu'elle avait éveillées. Elle fait merveille contre la tuberculose verruqueuse. Pour amener à cicatrisation un lupus ulcéré, pour aplanir un lupus tuméfié de la face, pour réduire le volume d'un lupus éléphantiasique des membres, il n'est pas de meilleur agent thérapeutique. Elle triomphe dans les cas du plus mauvais aspect et, par contre, on la voit échouer contre de petits lupus plans non ulcérés, dont elle ne parvient pas à faire disparaître les nodules caractéristiques.

On a donné une formule heureuse de son action dans le lupus : elle fait, dit-on, le gros ouvrage, mais il appartient à d'autres agents et en particulier à la photothérapie, au thermocautère ou au galvano-cautère bien manié de parachever son œuvre.

C'est que les rayons Rœntgen ne détruisent pas plus les bacilles de Koch qu'ils ne détruisent les spores de la teigne, et l'interprétation de leur action thérapeutique contre le lupus réclame de nouvelles études. Si on admet cependant avec Le Dantec que, dans la tuberculose, la cellule géante, bourrée de bacilles qui vivent en symbiose avec elle, peut être considérée tout entière comme un véritable parasite de l'hôte qui la renferme, il paraît légitime d'attribuer les bienfaits de la radiothérapie, dans le traitement des lésions tuberculeuses, à la destruction des cellules géantes.

La radiothérapie n'est pas seulement utile contre les diverses formes de la tuberculose cutanée. C'est le traitement de choix de la tuberculose ganglionnaire, isolée ou généralisée. Cette nouvelle médication, dont les bienfaits sont connus depuis plusieurs années, vient de faire l'objet, au dernier congrès international de physiothérapie (Paris 1910) d'un remarquable rapport du docteur Kienböch.

Il y étudie, en deux chapitres dictincts, la radiothérapie de ce qu'il appelle les lymphomes tuberculeux simples et celle des lymphomes généralisés ou pseudo-leucémie tuberculeuse.

Les *lymphomes tuberculeux simples* non suppurés, à évolution subaiguë ou chronique, si fréquemment observés à la région cervicale, diminuent rapidement sous l'influence de la radiothérapie bien maniée, surtout s'ils sont de date récente, pour se réduire à de petits noyaux durs, à peine perceptibles au palper. Dans les cas où le traitement demeure sans effet, l'extirpation des ganglions malades montre qu'ils sont scléreux ou caséeux, mais non formés de tissu lymphoïde comme dans les cas favorables.

Quand les lymphomes présentent déjà des foyers disséminés de ramollissement et de suppuration, tantôt la radiothérapie favorise la résorption du pus, tantôt au contraire, elle hâte la formation de la collection purulente qu'il faut aussitôt inciser. La cicatrisation est d'ailleurs rapide si on poursuit, comme il convient, le traitement radiothérapique.

Les lymphomes tuberculeux, abcédés et fistuleux depuis de longs mois, sont aussi très favorablement modifiés par la radiothérapie.

Les cicatrices dont elle provoque la formation sont, au point de vue esthétique, très supérieures aux cicatrices consécutives à l'évolution naturelle ou aux interventions chirurgicales répétées.

Dans la *lymphomatose tuberculeuse généralisée* ou *pseudo-leucémie tuberculeuse*, la radiothérapie réduit à de petits noyaux perceptibles seulement au palper, les paquets ganglionnaires même très volumineux du cou, des aisselles et des aines.

Contre les masses ganglionnaires situées à l'intérieur du thorax ou de l'abdomen, son action est aussi très favorable, mais l'impossibilité de donner dans la profondeur de très fortes doses la rend plus lente et moins complète.

La percussion et surtout l'exploration radiologique mettent hors de doute la diminution de volume des ganglions intrathoraciques dont témoigne l'amélioration des troubles fonctionnels, en particulier de la dyspnée et de la cyanose. L'état général s'améliore, la fièvre cesse et dans le sang, le nombre des polynucléaires diminue tandis qu'on voit augmenter à la fois le nombre et la richesse en hémoglobine des globules rouges.

C'est la guérison apparente. Malheureusement, à des intervalles plus ou moins longs, surviennent des récidives dont la radiothérapie triomphe à diverses reprises mais contre lesquelles elle finit par demeurer désarmée. C'est dans la profondeur du médiastin et de l'abdomen que se développent de nouvelles masses ganglionnaires avec fièvre, anémie, amaigrissement, pour aboutir finalement à la terminaison fatale, très longtemps retardée par le traitement.

La radiothérapie n'agit pas en supprimant les bacilles tuberculeux mais en détruisant, cellule par cellule, le tissu lymphoïde qui leur sert de milieu nutritif. L'amélioration des troubles fonctionnels, de l'état général, de la composition du sang est la conséquence indirecte de cette destruction cellulaire qui équivaut à la destruction d'une fabrique de poisons et seuls les ganglions irradiés diminuent de volume.

La comparaison de la radiothérapie avec les autres méthodes de traitement des lymphomes tuberculeux est toute à son avantage. Dans les cas de lymphomes simples, circonscrits, non suppurés et considérés comme opérables, la radiothérapie est préférable à toutes les injections modificatrices ainsi qu'à l'extirpation chirurgicale. Par la destruction des foyers encore latents, son action curatrice est beaucoup plus profonde, elle fait mieux que d'éviter au malade une intervention sanglante, elle lui épargne souvent des récidives multiples et des opérations répétées.

Dans les cas avec suppuration les résultats esthétiques de la radiothérapie sont aussi très supérieurs à ceux que donne l'extirpation alors même qu'il devient nécessaire de lui adjoindre une incision évacuatrice. C'est seulement dans les cas de sclérose ou de transformation caséeuse des ganglions tuberculeux qu'elle demeure impuissante.

Dans les cas inopérables, contre les ganglions intrathoraciques, la radiothérapie est aussi très préférable aux anciennes méthodes. Elle agit beaucoup plus énergiquement que les injections de tuberculine, les injections arsenicales, l'iode, les bains de soleil, les bains de mer et la suralimentation. Le malade n'a pas besoin d'abandonner ses occupations ni d'entreprendre de lointains et coûteux voyages, ce qui ne veut pas dire qu'un bon climat et un régime diététique convenable ne constituent pas d'utiles adjuvants de la radiothérapie.

La tuberculose osseuse et la tuberculose articulaire, spécialement quand il s'agit de lésions des extrémités, de lésions assez superficiellement situées sous la peau, retirent également un grand bénéfice de la radiothérapie, comme des observations probantes, encore trop peu connues, l'ont mis tout à fait hors de doute.

C) Lésions néoplasiques. — C'est en 1899 que le docteur Magnus Möller présente à la Société médicale de Stockholm le premier cas d'épithélioma cutané traité avec succès par la radiothérapie. Un autre médecin suédois le docteur Thor Stenbeck, un médecin anglais le docteur Sequeira, de Londres, deux médecins américains, le docteur Williams, de Boston et le docteur Skinner, de New Haven publient presque immédiatement après des cas analogues. En peu de temps, mais surtout après l'invention des instruments de dosage, les observations d'épithélioma de la peau guéris par les rayons de Rœntgen vont se multipliant et aujourd'hui on ne les compte plus tant elles sont nombreuses.

Comme type de tumeur épithéliomateuse de la peau guérie par la radiothérapie, j'ai présenté à la Société médicale des hôpitaux un homme de soixante-douze ans, primitivement porteur d'une tumeur de la région maxillaire, saillante d'un centimètre, large comme une pièce de cinq francs en argent, qui se développait rapidement et dont l'examen histologique avait démontré la nature épithéliomateuse.

Sous l'influence des rayons de Rœntgen, la tumeur a diminué et disparu, en ne laissant qu'une cicatrice à peine visible, sans avoir jamais présenté le moindre signe de mortification ni d inflammation, non plus que la peau avoisinante. En voie de progression continue avant le traitement, elle a régressé et disparu comme regresse une gomme syphilitique sous l'action du mercure ou de l'iodure de potassium.

S'il est légitime d'admettre l'action spécifique de ces médicaments sur les lésions syphilitiques, il ne paraît donc pas moins légitime de parler de l'action spécifique des rayons de Rœntgen sur les néoplasmes puisqu'on ne connaît aucun autre agent physique, ou chimique, capable de faire ainsi régresser une tumeur épithéliomateuse.

Dans ce cas, les éléments cellulaires épithéliomateux ont été tués par des doses qui ont laissé intacts les éléments cellulaires de l'épiderme sain du voisinage. Ce fait est l'expression de la loi très générale, dont les conditions, probablement d'ordre chimique, nous demeurent encore inconnues : les cellules néoplasiques sont, sauf exceptions assez rares, notablement plus sensibles à l'action des rayons de Rœntgen que les cellules saines avoisinantes, leur sensibilité varie d'ailleurs dans des limites très étendues.

La plupart des épithéliomas cutanés sont justiciables de la radiothérapie parce que, le plus souvent, cette médication les guérit et qu'elle les guérit définitivement, sans récidive, si toutefois la dose totale des radiations absorbées dépasse notablement la dose strictement suffisante à la guérison apparente. De plus, la radiothérapie est ici la méthode de choix, parce qu'elle les guérit avec une perfection esthétique que n'atteint aucune autre médication.

Les épithéliomas cutanés sont justiciables de la radiothérapie, quelle que soit leur formule histologique, les épithéliomas spino-cellulaires aussi bien que les épithéliomas baso-cellulaires et même les épithéliomas mélaniques ou, plus généralement, les mélanomes de la peau.

Ce n'est pas à dire cependant qu'ils soient tous guéris par la radiothérapie et que l'intervention chirurgicale ne doive pas lui être préférée, en certains cas à évolution rapide qui franchissent très vite les limites du derme pour progresser dans la profondeur. Trop souvent même, dans ces conditions, la guérison demeure au-dessus des ressources combinées des deux modes de traitement.

Contre des néoplasmes moins superficiels que ceux de la peau, contre les néoplasmes du sein, l'action bienfaisante de la radiothérapie est mise en lumière dès 1902, par une observation du docteur Clarke.

Le cancer du sein, à toutes les périodes de son évolution, peut bénéficier de la radiothérapie, dans une plus ou moins large mesure et pour une durée plus ou moins longue.

Il est démontré que, dans certaines conditions, dont la principale est la lenteur d'évolution de la maladie, un néoplasme du sein peut disparaître sans opération, sous l'influence de la radiothérapie seule, quand il est encore limité à la glande mammaire et, par exception, quand la peau et les ganglions les plus superficiels sont envahis.

C'est surtout après l'intervention chirurgicale que la radiothérapie se montre très efficace, d'une part, contre les récidives cutanées sous forme de nodosités dures qu'elle fait régresser et disparaître, d'autre part, contre les ulcérations dont elle amène le plus souvent la cicatrisation, quelle qu'en soit l'étendue et si mauvais qu'en soit l'aspect. Elle agit aussi sur les nodosités de récidive sous-cutanées et sur les ganglions secondaires les plus superficiels, au moins dans un certain nombre des cas, mais il faut reconnaître qu'en dépit de la guérison locale due à cette admirable médication, la terminaison fatale n'est le plus souvent que retardée. Ce qui la produit, ce sont les localisations secondaires du néoplasme dans les ganglions profonds du médiastin ou dans les viscères. La radiothérapie ne les favorise nullement, comme on l'a dit sans preuve, mais elle arrive souvent trop tard pour les prévenir et ne peut les modifier quand elles existent.

La radiothérapie n'est pas moins utile dans les cas où l'opération a été refusée soit par les malades, soit par le chirurgien ; et, en résumé, on peut dire que dans tous les cas de néoplasmes du sein récidivés après l'intervention chirurgicale ou jugés inopérables, la radiothérapie est le traitement de choix, capable de donner une guérison locale, d'améliorer l'état général et de prolonger la vie, tout au moins d'en alléger les dernières souffrances et d'en soutenir les dernières illusions.

C'est aussi comme traitement prophylactique contre les récidives qu'aussitôt après l'intervention chirurgicale, la radiothérapie doit être mise en œuvre sur la région du champ opératoire et sur les régions des ganglions qui en dépendent pour achever l'œuvre du bistouri et détruire les éléments cellulaires néoplasiques qu'il n'a pu enlever. Il est regrettable que cette pratique de la radiothérapie comme médication complémentaire de l'exérèse chirurgicale ne soit pas plus répandue. Pour faire ressortir son utilité, j'ai coutume de répéter : si je découvrais aujourd'hui une tumeur du sein chez une personne confiée à mes soins, je la conduirais demain au chirurgien pour qu'il fît une large ablation de la glande mammaire avec curettage soigneux de l'aisselle, mais je n'attendrais pas demain pour irradier fortement la région sus-claviculaire dont quelques cellules néoplasiques ont peut-être atteint déjà les ganglions.

Entre autres observations, qui démontrent l'action de la radiothérapie sur les récidives sous-cutanées, j'ai présenté à la Société médicale des hôpitaux celle d'une femme de soixante ans, atteinte, au moment de son entrée à l'hôpital, de multiples tumeurs sous-cutanées du crâne et de la région mammaire, récidives déjà anciennes d'un néoplasme du sein opéré depuis quatorze ans.

L'examen histologique de l'une de ces tumeurs a montré qu'il s'agissait d'un épithéliome typique.

Sous l'influence de la radiothérapie, les métastases craniennes, dont quatre grosses tumeurs à peu près hémisphériques, ayant à leur base 4 à 5 centimètres de diamètre, et une vingtaine de tumeurs plus petites, ont diminué progressivement et disparu sans aucune modification apparente du tégument qui les recouvrait.

Ainsi il est démontré que les cellules épithéliomateuses sont souvent beaucoup plus sensibles à l'action des rayons de Rœntgen que les cellules saines de l'épiderme puisque, malgré leur siège au-dessous de la peau, à une certaine profondeur, elles peuvent être détruites par des doses notablement inférieures aux doses compatibles avec l'intégrité du tégument.

Les cellules sarcomateuse se montrent, d'une manière générale, plus sensibles que les cellules épithéliomateuses à l'action destructive des rayons de Rœntgen, comme l'ont montré, dès 1902, plusieurs observations de sarcomes guéris par la radiothérapie dues à des médecins américains, en particulier au docteur Coley et au docteur Pusey.

La sensibilité des divers sarcomes à l'égard des rayons de Rœntgen varie d'ailleurs dans des limites très étendues, alors même que par leur formule histologique, par leur siège, leur volume et leur point de départ, ils semblent comparables.

Mais ce qui ne saurait être trop mis en lumière, c'est que certains sarcomes manifestent, à cet égard, une extrême sensibilité, qui se traduit par une régression et une disparition rapides, malgré leur siège sous-cutané et même après l'absorption de doses relativement très faibles.

Cette sensibilité extraordinaire de certains sarcomes est poussée au point qu'il paraît légitime d'en faire, au point de vue clinique, un groupe particulier de néoplasmes, dont l'épreuve radiothérapique permet seule de faire le diagnostic différentiel.

Elle explique les remarquables succès de la radiothérapie appliquée au traitement de certains sarcomes déjà plusieurs fois opérés et qui, après chaque opération ont plus ou moins rapidement récidivé.

Quand elle se joint à une lenteur extrême d'évolution, à l'absence de propagation au système lymphatique, elle permet aussi de comprendre les guérisons merveilleuses mais incontestables, exceptionnellement obtenues par la radiothérapie dans quelques cas de sarcomes volumineux et profonds de l'abdomen ou du médiastin.

Après l'ablation chirurgicale des sarcomes, l'emploi de la radiothérapie comme traitement prophylactique des récidives, n'est pas moins formellement indiqué qu'après l'ablation des tumeurs du sein.

La profondeur à laquelle un néoplasme cesse d'être accessible à la radiothérapie varie, on le comprend, avec son degré de sensibilité aux rayons de Rœntgen. Pour tel petit nodule épithéliomateux relativement peu sensible, cette profondeur critique commence immédiatement au dessous du derme, tandis que pour tel volumineux sarcome, d'une sensibilité beaucoup plus grande, elle peut n'être pas dépassée même dans le médiastin.

Dans la radiothérapie des néoplasmes, il faut donc compter surtout avec la sensibilité plus ou moins grande des éléments néoplasiques à l'action des rayons de Rœntgen et avec le siège plus ou moins profond de ces éléments au-dessous de la surface tégumentaire. Mais il importe aussi de tenir compte de leur plus ou moins grande rapidité de multiplication non moins que de la localisation du mal au foyer primitif, sans participation du système lymphatique ou de l'envahissement à distance de ganglions tantôt accessibles et tantôt inaccessibles au traitement, sans parler de la correction plus ou moins parfaite de la technique et du dosage employés. Tels sont les plus importants des divers facteurs dont dépendent, dans la radiothérapie des tumeurs malignes sous-cutanées, principalement dans le traitement du cancer du sein et des sarcomes, le succès ou l'insuccès final.

D) Affections des organes hématopoiétiques. — Comme on l'a vu plus haut, il existe des éléments cellulaires beaucoup plus sensibles à l'action destructive des rayons de Rœntgen que les éléments néoplasiques. Ce sont les cellules blanches du sang dont la multiplication anormale dans les organes hématopoiétiques produit les diverses formes de la leucémie ou les diverses localisations de la lymphadénie.

Sur ce terrain aussi les tentatives de traitement précédèrent les recherches expérimentales. Aussi, quand le docteur Senn, de Chicago publia, en 1903, la première observation de leucémie traitée avec succès par la radiothérapie, il ne rencontra guère que des incrédules, surtout en Europe. C'est seulement après la vulgarisation des expériences du docteur Heineke, de Leipsig, que, dans tous les pays civilisés, les médecins radiologistes soumirent méthodiquement à la radiothérapie les malades atteints de leucémie et vérifièrent, par un nombre d'observations qui dépassa rapidement la centaine, la plus surprenante et la plus étendue en profondeur des actions bienfaisantes de cette médication.

Il est aujourd'hui hors de doute que la radiothérapie est le traitement spécifique des deux formes, lymphatique et myéloïde, de la leucémie, ainsi que des diverses localisations ganglionnaire, osseuse, splénique, cutanée, amygdalienne, testiculaire, etc., de la lymphadénie, puisque, sans amener la guérison définitive de ces affections encore mystérieuses, elle produit des effets et réalise des améliorations dont n'est capable aucun autre agent connu.

Pour faire fondre les tumeurs du mycosis fongoïde, pour faire disparaître chez un leucémique les grosses masses ganglionnaires du cou, des aisselles, des aines et même du médiastin, pour ramener à ses dimensions habituelles une rate démesurément hypertrophiée, pour abaisser au taux normal le nombre excessif des globules blancs et rétablir l'équilibre leucocytaire, pour augmenter consécutivement le nombre des globules rouges et leur richesse en hémoglobine, il n'est certainement pas d'agent plus puissant que les rayons de Rœntgen.

Dans la leucémie, la radiothérapie agit favorablement sur le sang, sur la rate, sur les adénopathies, sur les troubles fonctionnels et sur l'état général des malades ; mais de tous ces heureux effets, il n'en est pas de plus frappant et de plus palpable que la diminution de volume de la rate.

On voit des rates, avant le début du traitement, remplir toute la moitié gauche de l'abdomen, descendre jusqu'à l'arcade crurale et dépasser notablement à droite la ligne médiane, qui, après une série d'irradiations, reviennent à des dimensions excédant à peine celles d'une rate normale.

Cette réduction si surprenante de volume de la rate est la conséquence de la destruction par les rayons de Rœntgen des innombrables cellules pathologiques qui l'infiltrent.

Rien ne démontre mieux à quelle profondeur peut s'étendre l'action destructive de ces rayons quand les éléments qu'ils frappent sont très sensibles à leur action.

Il faut l'avouer cependant, si extraordinaires, si merveilleux que soient les résultats thérapeutiques dans les cas de leucémie les plus favorables, ils ne sont pas le plus souvent synonymes de guérison définitive. Chez un certain nombre de malades, l'amélioration plus ou moins partielle et temporaire ne fait que retarder la terminaison fatale. Chez d'autres, une amélioration très notable et même une guérison apparente de la maladie sont suivies, après des rémissions plus ou moins longues, d'un retour offensif des accidents et la reprise du traitement, après en avoir plusieurs fois triomphé, ne peut finalement empêcher une terminaison fatale.

L'explication la plus vraisemblable de ces échecs, c'est qu'un certain nombre de globules blancs pathologiques échappe à l'action destructive de la radiothérapie et devient le point de départ à la fois d'une nouvelle multiplication et de nouveaux foyers secondaires moins accessibles au traitement que les foyers primitifs.

La radiothérapie n'en demeure pas moins la seule médication capable de prolonger de plusieurs années la vie d'un leucémique. On peut dire qu'elle est à ce point la médication spécifique, dans les cas de leucémie lymphatique ou myéloïde, que le médecin qui n'y a pas recours commet la même faute que si, en présence d'un cas de syphilis, il n'instituait pas la médication mercurielle.

E) Affections de l'appareil génito-urinaire. — *a) Gynécologie.* — Après qu'Halberstaedter et à sa suite Bergonié, Tribondeau et Récamier ont montré les altérations atrophiques subies par les ovaires sous l'influence des rayons de Rœntgen, on est tout naturellement conduit à appliquer ces notions nouvelles à la gynécologie, spécialement au traitement des fibromes utérins et aux hémorragies qui les accompagnent. Le docteur Deutsch, de Munich, en 1904, est le premier à signaler, dans ces cas, les bons effets de la radiothérapie, mais sa publication passe à peu près inaperçue.

D'autres observations favorables sont publiées en 1906 par le docteur Foveau de Courmelles et le docteur Laquerrière de Paris. Ce dernier d'après trente observations, préconise la radiothérapie pour le traitement des fibromes chez les femmes qui ont atteint l'âge de la ménopause sans que celle-ci s'établisse. Les publications françaises sur le sujet sont déjà nombreuses, alors qu'en Allemagne peu d'observations sont rapportées ; Lengfellner et Görl n'obtiennent aucun résultat, ce qui contribue à faire négliger la méthode. Ce n'est qu'en 1908 que Fränkels et Albers-Schönberg la reprennent et obtiennent de réels succès grâce à l'amélioration de la technique qui en réduisant au minimum l'écart inévitable entre les doses superficielle et profonde, permet dans la profondeur des tissus, l'absorption de doses suffisamment fortes pour être efficaces.

Depuis les communications et les discussions du Congrès de Rœntgen de 1909, à Berlin, la radiothérapie est utilisée en Allemagne d'une manière courante par les médecins gynécologistes.

Les myomes utérins, les douleurs et les hémorragies qui les accompagnent, la dysménorrhée, spécialement les ménorragies et les métrorragies de la ménopause, avec ou sans myomes concomitants, telles sont actuellement les indications de l'emploi thérapeutique des rayons de Rœntgen en gynécologie.

Le résultat obtenu avec le plus de fréquence est la suppression des hémorragies, par suite l'amélioration de l'état général et le retour du sang à sa composition normale; mais ce résultat n'est pas le seul, il s'accompagne souvent d'une diminution de volume des fibromes plus ou moins accentuée et qui parfois peut atteindre jusqu'à une réduction de moitié. Enfin la médication agit aussi sur les douleurs qu'elle fait assez souvent disparaître.

Dans ces cas, les rayons de Rœntgen agissent d'abord en entravant la maturation des ovules dans les ovaires, puis en atrophiant les ovaires, ils accélèrent ainsi l'apparition de la ménopause, sur ce point tout le monde est d'accord. L'incontestable diminution de volume des fibromes, souvent observée, est-elle la conséquence de la lésion ovarienne ou provient-elle en partie au moins de l'action directe des rayons de Rœntgen, c'est une question encore débattue, j'incline pour ma part vers cette dernière interprétation.

En règle générale, les femmes qui sont déjà arrivées à l'âge critique ou qui en approchent sont seules justiciables de la radiothérapie.

Chez les femmes plus jeunes cette médication ne doit être tentée que dans les cas où, à son défaut, l'extirpation totale s'impose. La radiothérapie n'a d'ailleurs pas la prétention de se substituer à l'intervention chirurgicale dans les cas où cette intervention est commandée par le siège et le volume du fibrome, par la rapidité de son accroissement et les accidents de compression qu'il produit ; mais il est aujourd'hui démontré qu'elle a le pouvoir d'aider un grand nombre de femmes à doubler, sans opération et sans danger, le cap difficile de la ménopause.

b) *Hypertrophie de la prostate.* Depuis plusieurs années déjà la radiothérapie est appliquée au traitement des lésions néoplasiques et tuberculeuses de la prostate quand, en 1905, Moskowicz et Stegmunn les premiers cherchent dans la même médication une arme contre l'hypertrophie simple de cette glande. Ils obtiennent ainsi des résultats souvent très satisfaisants confirmés depuis par un grand nombre d'autres radiothérapeutes. Cette méthode de traitement de l'hypertrophie de la prostate est encore très peu répandue, elle n'est pas appréciée à sa juste valeur. La raison principale provient de ce que presque toujours elle est tentée trop tard. C'est dès les premiers troubles fonctionnels, avant que se pose la question d'une intervention chirurgicale, qu'il convient de recourir à la radiothérapie, beaucoup plus puissante que les lavements froids et le massage, habituellement recommandés en pareil cas, pour faire diminuer le volume de la prostate encore légèrement hypertrophiée ou tout au moins pour l'arrêter dans son développement.

F) Affections des glandes vasculaires sanguines. — Les cellules glandulaires se montrent, en général, très sensibles à l'action des rayons de Rœntgen qui atrophient les glandes sébacées, les glandes sudoripares, les glandes mammaires, la prostate. Il était légitime de rechercher si cette action s'étendait aussi aux glandes vasculaires sanguines, au thymus, au corps thyroïde, à l'hypophyse.

De cette dernière glande il sera question plus loin, parmi les affections du système nerveux central. Je ne mentionnerai ici que les lésions de la glande thyroïde, goitre simple et surtout goitre exophtalmique, soumises avec succès à la radiothérapie pour la première fois en 1902, par le docteur Williams, de Boston, et il me suffira de reproduire le résumé de l'excellent rapport du docteur Schwarz, de Vienne, au dernier congrès de physiothérapie (Paris, 1910) sur la radiothérapie de la maladie de Basedow.

Depuis les remarquables recherches de Moebius, cette maladie est devenue le syndrome qui traduit cliniquement l'hypersécrétion thyroïdienne. Pour combattre sa cause, l'extirpation chirurgicale préconisée par Kocher était, avant la découverte de Rœntgen, la seule méthode véritablement efficace, elle est malheureusement loin d'être sans danger.

La radiothérapie qui n'offre pas les mêmes inconvénients agit, elle aussi, en s'attaquant à la cause, sinon en détruisant les éléments sécréteurs de la glande, du moins en amoindrissant leur activité. Sous son influence, on voit rapidement s'amender les phénomènes nerveux et augmenter le poids qui, sans changement de régime, s'élève souvent de 6 à 8 kilogrammes et davantage en un mois. Bientôt aussi, la diminution des sécrétions toxiques de la glande se manifeste par une amélioration des symptômes cardiaques. Les palpitations disparaissent et la fréquence des pulsations s'atténue d'une façon très marquée. Quant à l'exophtalmie, elle peut aussi s'améliorer mais constitue généralement, dans les cas anciens surtout, l'un des symptômes les plus persistants. Il en est de même du goitre pour lequel les diminutions de volume légères sont habituelles, les diminutions considérables, au contraire, assez rares.

L'auteur, sur 40 cas qu'il a observés personnellement, note une amélioration constante des symptômes nerveux, presque constante de la tachycardie, une augmentation de poids dans les deux tiers des cas, une diminution de l'exophtalmie dans la moitié, du goitre dans un cinquième des cas.

De semblables résultats égalent pleinement les succès obtenus par l'intervention chirurgicale tout en ne présentant aucun des dangers de celle-ci. L'avantage reste donc tout entier à la radiothérapie.

G) Affections du système nerveux central. — Les affections du système nerveux central comprennent, d'une part, les affections de la moelle épinière, d'autre part, les affections de l'encéphale.

a) *Affections de la moelle épinière.* — Comme l'écrit très justement le docteur Beaujard au début d'un remarquable rapport sur la radiothérapie dans les maladies de la moelle épinière présenté au dernier Congrès international de physiothérapie (Paris 1910), « l'application des rayons de Rœntgen au traitement des maladies de la moelle épinière semble paradoxale à première vue, puisqu'il s'agit d'atteindre un organe profondément situé et protégé, en outre, par une couche de tissu non seulement musculaire mais encore osseux qui arrête fatalement une grande partie du rayonnement. Mais, deux conditions spéciales paraissent expliquer les résultats thérapeutiques aujourd'hui indéniables : d'une part, l'extrême sensibilité des cellules de la névroglie pathologique devant les rayons X, et, d'autre part, la robustesse des éléments nerveux capables de fonctionner malgré des lésions importantes, si elles ne sont pas destructives, de se suppléer et de recouvrer tout ou partie de leur activité pour peu qu'on atténue la cause qui les altère. »

C'est le professeur Raymond qui le premier signale dans ses leçons de la Salpêtrière, en décembre 1905, les résultats obtenus dans le traitement de la syringomyélie par MM. Oberthur et Delherm, résultats confirmés depuis par ceux de MM. Gramegna, Ranzoni, Lhermitte, Beaujard, et beaucoup d'autres encore. La syringomyélie, affection à marche lente, cliniquement caractérisée par une dissociation spéciale de la sensibilité, de l'atrophie musculaire et de l'impotence progressives, est produite, on le sait, par des lésions néoplasiques, par de petites masses gliomateuses provenant de l'épendyme, qui compriment d'abord puis altèrent les éléments nerveux avoisinants. A ce titre, le traitement de la syringomyélie rentre dans le chapitre général de la radiothérapie des néoplasmes.

Dans un tout autre ordre d'idées, en 1906, le docteur Babinski, ayant à la suite de plusieurs explorations radiographiques constaté une notable amélioration chez un jeune garçon atteint de pachyméningite traumatique avec contracture généralisée, fait continuer les irradiations et obtient la guérison de son malade. Fort de ce résultat, il essaye la radiothérapie dans une série d'affections médullaires spasmodiques de causes variées.

Ces premiers succès engagent les médecins neurologistes à employer la médication nouvelle dans la plupart des myélopathies rebelles à tout autre traitement.

Dans le rapport cité, le docteur Beaujard classe et précise au mieux les résultats obtenus jusqu'aujourd'hui en les examinant successivement dans la syringomyélie, la sclérose en plaques, les paraplégies spasmodiques spinales, les séquelles des méningo-myélites aiguës, les pachyméningites traumatiques, pottiques et spondylosiques, et enfin dans le tabes. Sans le suivre dans cette analyse animée de l'esprit scientifique le plus rigoureux, qu'il suffise ici d'en reproduire les conclusions finales.

« En résumé, la radiothérapie paraît appelée à jouer un rôle capital dans le traitement des myélopathies.

Dans la syringomyélie, elle est le traitement formellement indiqué et le seul traitement efficace. A dose suffisante, elle arrête toujours la marche de l'affection, amène une régression des symptômes qui ne sont pas liés à une destruction complète des éléments nerveux et son action semble définitive ou tout au moins durable.

Dans la sclérose en plaques et les paraplégies spasmodiques spinales, elle provoque des améliorations manifestes, mais non constantes et sur la durée desquelles nous ne sommes pas encore fixés.

Dans le tabes, elle ne donne guère que des améliorations incomplètes des douleurs localisées par application *loco dolenti*.

Dans les compressions médullaires enfin, les résultats, irréguliers, sont parfois excellents et définitifs suivant la cause qui est en jeu. »

b) *Affections de l'encéphale*. — Il existe, appendu à la face inférieure de l'encéphale et caché dans la profondeur de la boite cranienne, à l'intérieur de la selle turcique, un petit organe qui parait encore plus inaccessible que la moelle épinière à l'action des rayons de Rœntgen. C'est une glande vasculaire sanguine, la glande pituitaire ou hypophyse, dont on connaît le rôle important dans la croissance puisqu'à l'hyperplasie et à la suractivité pathologiques de ses éléments sécréteurs correspondent soit le gigantisme, soit la maladie de Pierre Marie, l'acromégalie, suivant que le processus morbide a débuté avant ou après l'ossification des cartilages épiphysaires.

Des observations récentes, encore bien peu nombreuses puisqu'elles sont seulement au nombre de deux, démontrent presque simultanément l'action favorable de la radiothérapie, en certaines conditions, sur les tumeurs de l'hypophyse.

Dans le cas publié en janvier 1909, par le docteur Gramegna, de Turin, il s'agit d'une femme de quarante-cinq ans, atteinte d'acromégalie avec céphalée violente, faiblesse progressive de la vue et rétrécissement concentrique du champ visuel. Une série d'irradiations de Rœntgen dirigées sur la région de la selle turcique, à l'aide d'un localisateur introduit dans la bouche, amène, à deux reprises différentes, séparées par un intervalle de huit mois, la disparition de la céphalée et une amélioration notable de la vue. Cependant, après la cessation du traitement, les troubles se reproduisent et malgré les deux rémissions temporaires dues à la radiothérapie, la maladie poursuit son cours en s'aggravant.

Dans le cas du docteur Rénon, il s'agit d'une jeune fille de seize ans qu'il présente, en décembre 1908, à la Société médicale des hôpitaux comme atteinte de gigantisme avec tumeur de l'hypophyse avant de la livrer au chirurgien pour une hypophysectomie, mais qu'il veut bien me confier en me permettant de tenter d'abord sur elle l'action de la radiothérapie.

A ce moment, la malade offre au complet les symptômes de l'hypophysomégalie puisqu'avec un notable élargissement de la selle turcique, révélé par la radiographie, elle est atteinte à la fois de violents accès de céphalée avec vertiges, nausées et vomissements, de graves troubles visuels, de gigantisme et d'infantilisme génital avec surcharge adipeuse.

Tandis qu'avant le traitement les accidents suivent une marche rapidement progressive, ils commencent à s'améliorer quinze jours seulement après la première irradiation.

Deux mois après le début du traitement, la radiothérapie s'est déjà montrée si efficace, elle a si notablement amélioré les troubles visuels qu'il n'est plus question d'intervention chirurgicale et que je termine une communication à la Société des hôpitaux sur le *traitement médical des tumeurs hypophysaires, du gigantisme et de l'acromégalie* par cette conclusion : les rayons de Rœntgen sont à la fois l'instrument du diagnostic précoce et du traitement médical de l'hypophysomégalie.

Le traitement est continué six mois, puis interrompu pendant six autres mois. A ce moment, les résultats obtenus sont les suivants : disparition complète de la céphalée, des vertiges, des nausées et des vomissements. Très grande amélioration de la vision de l'œil gauche caractérisée par le retour de la lecture et de l'écriture ainsi que par un accroissement excentrique du champ visuel au minimum trois fois et demi plus étendu qu'avant le traitement. Par contre, amélioration insignifiante de la vision de l'œil droit dont la papille est atrophiée. Arrêt de la croissance du squelette aussi bien en épaisseur qu'en longueur. Instauration des fonctions génitales, établissement des règles, développement des seins, des poils du pubis. Diminution du poids du corps, de la surcharge graisseuse et de la boulimie.

Dans ce cas extraordinaire, les irradiations sont pratiquées au travers de la région frontotemporale, divisée en cinq circonscriptions dont chacune tour à tour sert de porte d'entrée au rayonnement, car cette région représente à peu près un quart de sphère ayant pour centre l'hypophyse.

Cette technique spéciale compense le désavantage qui résulte pour l'hypophyse de son siège profond et la place au point de vue de l'absorption des doses thérapeutiques dans des conditions presque aussi favorables que les rates géantes des leucémiques, si merveilleusement influencées par les rayons de Rœntgen.

Telle est la plus récente, mais non vraisemblablement la dernière conquête de la radiothérapie.

Pour conclure, si on ne s'étonne pas que le bistouri du chirurgien, comme instrument d'exérèse, intervienne contre un si grand nombre de lésions disparates, on ne doit pas s'étonner davantage que le rayonnement de Rœntgen, agent de destruction élective des divers éléments cellulaires, trouve l'indication de son emploi thérapeutique dans un si grand nombre d'états morbides très différents. Le pouvoir physique de pénétration de ce rayonnement et ses propriétés biologiques, telles sont les raisons qui expliquent scientifiquement la vaste étendue et la riche diversité du domaine de la radiothérapie.

Paris. — Imprimerie Levé, 17, rue Cassette.

www.ingramcontent.com/pod-product-compliance
Ingram Content Group UK Ltd.
Pitfield, Milton Keynes, MK11 3LW, UK
UKHW021019220726
13924UKWH00001B/77